LES

MANIFESTATIONS CARDIAQUES

DE LA

FIÈVRE TYPHOIDE

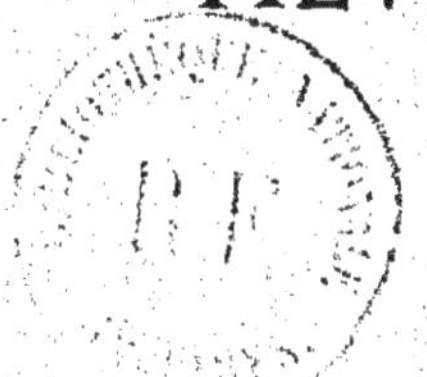

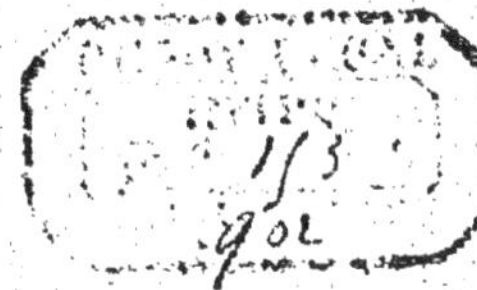

PAR

Le Dr GILBERT

DE L'UNIVERSITÉ DE PARIS

PARIS
LIBRAIRIE DES FACULTÉS
A. MICHALON
26, Rue Monsieur-le-Prince, 26

1902

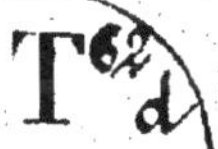

LES

MANIFESTATIONS CARDIAQUES

DE LA

FIÈVRE TYPHOIDE

PAR

Le Dr GILBERT
DE L'UNIVERSITÉ DE PARIS

PARIS
LIBRAIRIE DES FACULTÉS
A. MICHALON
26, Rue Monsieur-le-Prince, 26

1902

A MA MÈRE

A MON PRÉSIDENT DE THÈSE

MONSIEUR LE PROFESSEUR BROUARDEL

Membre de l'Académie de Médecine
Commandeur de la Légion d'honneur

A MES MAITRES DES HOPITAUX

INTRODUCTION

La fièvre typhoïde constitue l'une des entités morbides les plus fréquentes et les plus implacables pour l'homme. Cette terrible maladie est endémique à Paris comme d'ailleurs dans toutes les grandes agglomérations et nul ne songe à s'étonner de la voir figurer chaque semaine dans les tables de statistiques des municipalités, à côté d'un chiffre, peu hélas ! variable, de décès. Depuis l'application non contestée aujourd'hui, du traitement, de Brand le pourcentage des cas mortels par rapport aux individus touchés en a, il est vrai, considérablement baissé, mais il reste encore l'un des plus élevés, l'on peut espérer le voir, dans un avenir prochain, se réduire à un chiffre minime, si les expériences de M. le professeur Chantemesse avaient le résultat que leur brillant début promet.

Atteignant un grand nombre d'individus des deux sexes et de tout âge, elle les intoxique aussi profondément et partageant cette triste prérogative avec quelques autres maladies, elle s'attaque à tout l'organisme, n'épargne aucun tissu.

De tout temps la dothiénentérie a été connue et étudiée dans ses formes les plus variées comme dans ses conséquences multiples : aussi le sujet que nous avons choisi pour notre thèse inaugurale a-t-il déjà été amplement fouillé : Les manifestations cardiaques de la fièvre typhoïde ont en effet été étudiées par nombre de nos maîtres et de nos aînés, qu'il s'agisse de leçons de thèses, de travaux d'ensemble ou de discussions de sociétés savantes ou de congrès. Cependant il ne nous semble pas que l'on ait encore songé à réunir dans une étude, qui n'a que la prétention d'être modeste, les nombreuses manifestations cardiaques de la fièvre typhoïde (1). Les uns en effet, se sont préoccupés de l'action immédiate sur le cœur et encore là a-t-on discuté sur les myocardites, les endocardites et les péricardites, d'autres ont étudié les modifications pour ainsi dire médiates et survenant par l'intermédiaire du système vasculaire, d'autres encore ont observé l'action du poison sur un individu déjà cardiaque, ou les symptômes cardiaques de la convalescence, les symptômes cardiaques à distance, les symptômes cardiaques chez les enfants, les vieillards, etc... etc... Notre bibliographie en dira d'ailleurs plus long à ce sujet que ce que nous pourrions péniblement et fastidieusement énumérer. Il nous a donc paru intéressant de réunir en une seule étude brève et claire autant que nous l'avons pu, les modifications cardiaques que peut produire le bacille d'Eberth et sa toxine soit directement sur les différents

(1) C'est là en effet une des complications les plus terribles de la maladie, et bien souvent elle a entraîné à sa suite, la mort subite. L'on a même décrit une forme cardiaque de la fièvre typhoïde.

tissus qui constituent le cœur, soit indirectement par l'intermédiaire de son système nerveux ou vasculaire, ou encore par l'intermédiaire du système circulatoire périphérique et cela à toutes les périodes de la maladie et à toutes les époques de la vie. Nous avons aussi jeté un coup d'œil sur les réactions du cœur, atteint dans son fonctionnement, sur les autres organes ; à toutes ces manifestations d'une même entité morbide nous avons joint une ou plusieurs observations que nous avons choisies aussi souvent que nous l'a permis notre encore jeune expérience, personnelles.

Cette introduction trop longue mais nécessaire achevée, nous allons pour la clarté du sujet, le schématiser pour ainsi dire et en dresser un plan succinct.

A) Modifications cardiaques immédiates dans le cours de la fièvre typhoïde chez les adultes.

1° Péricarde.

2° Endocarde.

3° Myocarde. — *a)* Tissu musculaire.
b) Tissu conjontif.
c) Vaisseaux.

4° Forme cardiaque de la fièvre typhoïde.

B) Modifications cardiaques à distance.

1° Action du système vasculaire périphérique.

2° Lésions typhiques du système nerveux cardiaque central et périphérique. Réflexes. Mort subite.

3° Appareil respiratoire, action et réaction sur la circulation.

C) Manifestations cardiaques sur les différents appareils.

D) Manifestations cardiaques pendant et après la convalescence.

E) Manifestations cardiaques de la fièvre typhoïde chez l'enfant.

F) Manifestations cardiaques de la fièvre typhoïde chez le vieillard.

G) Manifestations cardiaques de la fièvre typhoïde chez les cardiaques.

H) Conclusions et traitement.

I) Observations.

CHAPITRE PREMIER

Modifications cardiaques immédiates dans le cours de la fièvre typhoïde chez les adultes.

1° *Péricarde.* — Tous les auteurs s'accordent à regarder la péricardite typhoïdique comme très rare. Elle a cependant fait le sujet de quelques thèses (Petitfour, *Th.*, Paris, 1877 — Boyer, *Th.*, Paris, 1878, etc..).

Quand elle existe, il y a un épanchement très peu abondant; de plus au lieu de trouver sur les deux feuillets du péricarde des plaques étendues de fibrine qui plus tard s'organise, se vascularise et donne lieu à des adhérences, dans la péricardite typhique on ne trouve guère que de petites plaques d'où la fibrine est à peu près absente, sans tendance à l'organisation et marchant plutôt vers la résorption : elle apparait vers la fin du deuxième septénaire ou au début du troisième, et se manifeste par un bruit de frottement de cuir neuf. En somme c'est une péricardite sèche, sans épanchement séreux ou à peu près. Le pronostic en est bénin.

Dès 1851 Stokes l'avait signalée, ensuite viennent les observations de Griesinger, de Liebermeister, Leudet Blache et Cadet de Gassicourt.

2° *Endocarde.* —Les lésions endocardiques de la fièvre typhoïde tout en étant plus communes que celles du péricarde ne sont cependant pas encore très fréquentes.

Elles ont même été niées par un certain nombre d'auteurs. Bouillaud le premier différencie l'endocardite typhique de l'endocardite rhumatismale et la décrit comme une forme spéciale, Peter la croit fréquente, Bouchut sur 25 cas de dothiénentérie découvre 17 fois les signes de l'endocardite, et en fait une bonne étude anatomo-pathologique. Lion en a fait le sujet de sa thèse inaugurale (*Endocardites infectieuses.* Paris, 1890). Gilbert et Lion sont arrivés à la produire expérimentalement chez les lapins.

Elle se manifeste généralement par un souffle doux, systolique, à maximum d'intensité à la pointe, mais souvent il est difficile de la différencier nettement de la myocardite. L'anatomie pathologique de ces endocardites est celle des endocardites infectieuses à forme végétante (Chantemesse, Eberth). Elles sont dues à l'action directe du bacille d'Eberth. Celui-ci en effet se trouve dans le sang, ainsi qu'il ressort des observations d'Arnoldokito, de Girodde, de Vincent de Raynaud, ces auteurs ont en effet découvert dans l'endocarde lésé, après ensemencement sur agar-agar, des bacilles en tout semblables à ceux d'Eberth.

Que ce bacille soit charrié par la lymphe jusqu'au courant sanguin, ou qu'il pénètre directement à travers les artères, il est certain qu'il arrive jusqu'au cœur. Le fait de la transmission de la fièvre typhoïde de la mère au fœtus à travers le placenta prouve abondamment la présence du bacille dans le sang. Il n'y séjourne d'ailleurs pas, suivant en cela la loi générale qui régit les microbes, et va se loger dans les fins capillaires puis dans les tissus. L'endocardite éberthienne serait d'ailleurs variable suivant que d'autres microbes lui seraient ou non associés dans son action sur l'endocarde.

3° *Myocarde*. — Les lésions du myocarde dues à la fièvre typhoïde sont les plus importantes de toutes les manifestations cardiaques de la fièvre typhoïde Aussi les myocardites typhiques ont-elles été et sont-elles encore le sujet de travaux nombreux. Malgré le grand nombre de recherches et d'observations faites à ce sujet, l'on est loin de s'entendre, qu'il s'agisse de leur fréquence relative, de leur cause : bacille, toxine ou réflexe nerveux, ou enfin des lésions histologiques du cœur. Tandis que les uns considèrent la myocardite typhique comme rare, d'autres la veulent fréquente, tandis que certains la disent due au bacille, d'autres incriminent la toxine, d'autres la vascularisation, d'autres encore l'innervation. L'on n'est même pas d'accord sur le mécanisme de la mort subite qui survient généralement d'ailleurs au cours de la convalescence. Est-elle due aux progrès de la myocardite? est-elle due à un réflexe nerveux et d'où part ce réflexe? autant de questions résolues de diverses façons.

Historique. — Laennec et Louis sont les premiers qui ont d'une façon un peu précise étudié les lésions de la myocardite typhique. L'un et l'autre font mention de la couleur spéciale du muscle, feuille morte, dit le premier, pelure d'oignon, violacé, dit le second, ils ont également signalé sa friabilité, sa flaccidité ; dans certains cas Louis aurait vu le cœur d'une mollesse telle qu'il gardait la forme que l'on lui imprimait et posé sur une table s'aplatissait à l'extrême, le tissu musculaire se laissait déchirer avec la plus grande facilité.

Après eux Chomel (1834) s'exprime comme il suit dans ses leçons sur la dothiénentérie : « Dans un grand nombre de cas nous avons trouvé la consistance des parois du cœur notablement diminuée, dans aucun cas elle ne nous a semblé être augmentée. Quelquefois le ramollissement du cœur est si prononcé que la substance musculaire du cœur s'écrase avec la plus grande facilité entre les doigts et sous l'influence d'une pression très modérée. En général cette diminution de la consistance du tissu musculaire du cœur coïncide avec le ramollissement de la rate, du foie, etc.

« Dans quelques cas où la consistance du cœur n'est pas changée de manière à ce que les fibres se déchirent sous une pression légère, elle a éprouvé une autre modification non moins remarquable ; c'est une telle flaccidité, une telle mollesse de son tissu que ses parois s'affaissent et que ses cavités s'effacent comme le ferait un simple sac membraneux. »

Etudiant les modifications du rythme cardiaque, lorsque la fièvre typhoïde touche le cœur, Stokes décrit l'embryocardie : « L'extinction de l'un ou l'autre bruit cardiaque seulement n'a pas lieu, ils sont tous deux moins forts et deviennent presque complètement identiques. Nous avons donné à cet état le nom du caractère fœtal tiré de la ressemblance étroite qu'il y a entre ces phénomènes et les bruits du cœur du fœtus pendant la gestation. Cette similitude est presque absolue quand le pouls a une rapidité de 125 à 140 pulsations à la minute. » (W. Stokes. *Traité des maladies du cœur et de l'aorte*. Ch. VII : de l'état du cœur dans la fièvre typhoïde.) Ce symptôme était d'ailleurs oublié quand Huchard vint le mettre en valeur dans deux de ses leçons (*Cliniques médicales et thérapeutiques de l'hôpital Bichat*). Pour lui d'ailleurs c'est là un signe très grave : «... Ainsi donc voilà un symptôme presque inconnu, le caractère fœtal des bruits du cœur, qui permet de formuler longtemps à l'avance un pronostic presque toujours inexorable. Je lui donne le nom d'embryocardie préférable à celui de cyématocardie (κύημα, fœtus et καρδία, cœur) que j'avais d'abord adopté. »

Lorsque parurent les travaux de Wirchow les signes de myocardite typhique furent rattachés à une inflammation parenchymateuse du cœur. Bötcher puis Renaut signalent la dégénérescence graisseuse, la disparition de la striation transversale des fibres du cœur, l'apparence hyaline des fibrilles et la prolifération des noyaux musculaires. D'autres auteurs, entre autres Hoffmann, Zenker, Stein, Waldeyer décrivent des éléments de nouvelle formation dans les interstices du myocarde et es regardent comme les agents d'un processus de guérison.

L'anatomie pathologique de la myocardite typhique est complétée en 1870 par Hayem, en 1875 il étudie les différentes formes cliniques des cardiopathies typhoïdiques.

Il décrit aussi la dégénérescence granuleuse masquant ou faisant disparaître la striation des fibres cardiaques par suite de la formation de fines granulations rondes à bord sombre, à centre brillant, régulièrement espacées dans le sens de la striation. Il décrit encore la multiplication des éléments cellulaires qui viennent les uns du périmysium, les autres des fibres musculaires elles-mêmes, ceux qui proviennent de ces dernières étant habituellement plus volumineux à noyau nucléolé distinctement, à protoplasma granuleux légèrement décolorable par l'acide acétique, non loin d'eux on découvre des débris des fibres anciennes.

Les altérations vasculaires sont encore étudiées par Hayem, mais seules les petites artérioles seraient atteintes d'endartérite oblitérante d'où suit une anémie ou du moins une mauvaise nutrition du cœur.

Landouzy et Siredey font faire un grand progrès à l'anatomie pathologique des myocardites typhiques, ils montrent que le malade peut être non seulement atteint au cours de sa dothiénentérie, mais que encore longtemps après il peut se révéler cardiaque : l'artérite oblitérante progressive a fait son œuvre.

La myocardite était donc mise sur le compte surtout des lésions artérielles et conjonctives. Aujourd'hui, l'artério-sclérose ne suffit plus à expliquer de telles lésions et sous l'influence de Weil, Barjou, Scagliosi, l'on admet des myosites parenchymateuses pures ou accompagnées de lésions artérielles et conjonctives, mais les précédant.

Ces processus inflammatoires sont causés par les microbes, et aussi par leurs toxines (Mollard, Regaud).

Enfin les myocardites typhoïdiques quoiqu'admises tendent à perdre de leur prépondérance dans les manifestations cardiaques de la typhoïde; on s'est souvenu que le cœur s'il est vascularisé possède également un système nerveux et l'on s'est demandé si les accidents les plus graves du cœur au cours de cette maladie ne seraient pas sous la dépendance du système nerveux.

Nous verrons que la question a été résolue par l'affirmative au moins dans bien des cas.

Anatomie pathologique. — Dans ces cas de myocardite typhique le cœur tout entier est touché, les vaisseaux présentent de l'artérite comme de la péri-artérite, entre les fibres cardiaques on trouve des globules blancs en diapédèse ainsi qu'autour des vaisseaux, on trouve enfin toute une série de lésions qui indiquent un travail inflammatoire plus ou moins avancé.

Ces lésions sont-elles dues au bacille lui-même ou à sa toxine ? Nous rapportons plus loin les expériences et les conclusions du professeur Chantemesse, relativement à l'action des toxines sur le cœur soit isolé soit à l'état d'activité. Pour le moment nous allons décrire les lésions observées dans le myocarde : tissu conjontif, vaisseaux et fibres musculaires.

Dans les atteintes légères la fibre musculaire du cœur se remplit de granulations ; c'est la granulation trouble, vrai processus à la fois hypertrophique et dystrophique.

C'est là le premier stade de l'inflammation. En même

temps on voit dans les interstices musculaires des globules blancs extravasés, les cellules conjonctives qui contribuent à former la périartère prolifèrent, amenant un épaississement de celle-ci. Dans un stade plus avancé les fibres musculaires subissent encore une transformation, leurs noyaux ont des tendances au gigantisme et prennent des formes variables sans qu'il y ait toutefois tendance vers les phénomènes vrais de karyokinèse et de multiplication cellulaire. Ranvier et Renaut ont observé des phénomènes semblables tant dans des cœurs normaux que dans des cœurs atteints de dissociation segmentaire.

L'ischémie coronarienne, suite de l'endartérite oblitérante qui frappe les vaisseaux, n'est pas seule cause des lésions du myocarde. Tous les éléments du cœur, qu'ils dérivent du feuillet moyen, du blastoderme ou de l'ectoderme et de l'endoderme, tous les éléments sont également frappés par le poison typhique et le bacille, il s'en suit que chacun de ces éléments va réagir à sa manière : les vaisseaux épaississent leur tunique interne et externe : les leucocytes sortis des vaisseaux au moment des poussées aiguës, et les fibres conjonctives vont édifier des étoiles fibreuses, soit autour des artérioles, soit en plein tissu musculaire, en même temps la fibre musculaire va accentuer le processus dont nous avons parlé plus haut et atteindre la dégénérescence hyaline ou la dissociation segmentaire produites par la disparition du ciment qui réunit les segments de Weismann.

Observera-t-on par la suite un travail de reconstitution cellulaire ? Oui, disent les uns avec le professeur Hayem qui décrit des myoblastes;non, disent les autres, les myoblastes ne sont autre chose que de gros macrophages qui se sont emparés des débris protoplasmiques des cellules musculaires ; c'est surtout le tissu conjonctif qui comble les espaces, et la diapédèse des globules blancs difficilement résorbable va pousser à la consolidation scléreuse. En somme le travail inflammatoire est toujours le même ; la réaction cardiaque dans les atteintes typhiques est semblable en tous points au travail inflammatoire qui résulte de toxi-infection ; on ne constate qu'une différence de degré suivant la puissance de l'attaque.

L'on sait que la fibre cardiaque est composée d'un protoplasma non différencié, le sarcoplasma, et de protoplasma contractile. Ces protoplasma sont disposés de façon à former par leur superposition des disques minces et des disques épais et la striation longitudinale et la striationtransversale.

C'est le protoplasma contractile qui subit les premières atteintes du processus typhique, il résultera de celui-ci une coagulation assez semblable à celle produite par la chaleur, puis un état granuleux. Comme nous le verrons, cet état n'existe pas dans tous les cas de cœurs typhiques et le cœur peut être touché mortellement d'une autre façon que par la myocardite. C'est ainsi que Letulle remarque dans son Traité d'anatomie pathologique la rareté relative des myocardites typhiques, il va même jusqu'à se demander si cette dégénérescence granuleuse de la fibre cardiaque ne serait pas de simples altérations cadavériques.

Les altérations de la fibre cardiaque peuvent aller plus

loin (Renaut), les disques épais venant à disparaître, c'est l'état grillagé. Zenker parle d'une dégénérescence vitreuse que Renaut explique par l'écrasement des disques contractiles rompus par la disparition des disques épars.

Le processus peut aller jusqu'à l'effacement complet de la striation transversale comme de la striation longitudinale des fibres musculaires. Parfois même on observe dans leur intérieur comme de petites perles étagées, ce sont des gouttelettes de liquide protoplasmique ; elles peuvent se réunir par la destruction complète de la fibre et former alors une goutte énorme qui se loge dans les fentes interfasciculaires. Dans le premier cas on a la vacuolisation des fibres, très rare à vrai dire dans le courant de la fièvre typhoïde.

On s'accorde généralement à considérer comme extrêmement rare la dégénérescence graisseuse typhique.

Nous avons dit les lésions qui peuvent atteindre les vaisseaux artériels, rappelons seulement que seuls les petits troncs sont pris, et qu'on observe fréquemment de l'endo-périartérite des artères des piliers du ventricule gauche. Les veines sont rarement atteintes et dans ce cas, la lésion consiste en un épaississement de leurs tuniques.

MM. Chantemesse et Lamy ont fait des études expérimentales, rapportées au congrès de 1900 (XIIIe congrès international de médecine. Paris, 1900. Section de pathologie générale : *Contribution à l'étude des effets des toxines microbiennes sur le cœur isolé, toxine typhique toxine diphtérique*) sur l'action qu'exercent les toxines microbiennes sur le cœur isolé, leurs conclusions sont les suivantes :

« I. La toxine typhique et la toxine diphtérique, mises au contact direct du cœur de la tortue, se révèlent comme des poisons du myocarde et produisent la paralysie du myocarde après une période latente, variable dans sa durée, mais constante.

« II. Le sang d'un animal inoculé avec l'une ou l'autre de ces deux toxines exerce sur le cœur une action excitante qui paraît tout l'opposé de l'effet direct du poison. Cette action ne se manifeste que si le sang a été prélevé au moment précis de la réaction. Elle paraît due non à la toxine modifiée par son passage à travers l'animal, mais à la substance nouvelle fabriquée par l'organisme sous l'influence de la toxine. »

M. Chantemesse a dans une autre série d'expériences étudié l'action de la toxine typhique sur le cœur vivant.

Les animaux (des cobayes) étaient sacrifiés au bout d'un temps variable, voici quel était l'état du cœur à l'œil nu :

« A l'œil nu les lésions ont varié suivant l'ancienneté de l'intoxication ; elles consistaient pour les états aigus et subaigus dans une congestion du myocarde due a la présence d'hémorragies endo, péri et myocardiques. Dans les cas anciens le cœur était augmenté de volume : dur et scléreux à la coupe, d'apparence bizarre. Il y avait parfois de la péricardite avec épanchement. » (Chantemesse.) A l'examen microscopique il a constaté les lésions de myocardite signalées plus haut : altération de la striation transversale, état granuleux de la fibre avec aspect grillagé, traits scalariformes très accusés annonçant une dissociation segmentaire proche, noyaux entourés d'une cavité, dissociation des fibrilles musculaires par l'œdème et coloration de ces fibrilles en rouge franc par la méthode de Van Giesson. Plus tard les fibres musculaires sont plus altérées encore, et l'on constate, dit M. Chantemesse, une dégénérescence hyaline qui transforme le cœur en un muscle scléreux, les capillaires ayant subi la même dégénérescence. Les gros vaisseaux et jusqu'à l'aorte peuvent présenter des plaques de sclérose ou au moins des épaississements.

Un point qui nous semble particulièrement important, dans ces expériences de M. le professeur Chantemesse, c'est la constatation des lésions des ganglions nerveux intra-cardiaques :

« Quand on pratique dans les cœurs sclérosés des coupes méthodiques suffisamment nombreuses et qu'on les colore par le bleu de méthylène, on rencontre les ganglions intra-cardiaques qui présentent — par comparaison avec les ganglions d'un cœur sain — des lésions très manifestes. Celles-ci sont caractérisées par la diminution du nombre et du volume des cellules nerveuses et surtout par l'état de beaucoup d'entre elles envahies par des globules blancs. A un degré près, les lésions ressemblent à celles que Van Gehuchten a décrites dans les ganglions plexiformes du pneumogastrique chez les chiens morts de rage. » (Chantemesse.)

Nous reviendrons plus loin sur cette lésion des cellules nerveuses des ganglions cardiaques.

Telles sont les myocardites typhiques, nous remettons à plus tard de rechercher si elles sont vraiment fréquentes et si l'on doit dans tous les cas de cardiopathies typhiques avec retour à la guérison ou non mettre sur leur compte les symptômes observés : la mort subite dans quelques cas, des souffles, bruits de galop, arythmies intermittentes, embryocardie... collapsus dans d'autres cas, aboutissant encore à la mort, ou tournant court pour évoluer vers la guérison.

CHAPITRE II

Manifestations cardiaques pendant et après la convalescence de la fièvre typhoïde. Manifestations lointaines.

Dans les chapitres précédents nous avons maintes fois laissé entendre que la dothiénenterie ne borne pas son action sur le muscle cardiaque à la période aiguë ou défervescente de son atteinte ; elle peut également être l'origine de cardiopathies chroniques : myocardite scléreuse, lésions valvulaires, mitrales ou aortiques qui se révèlent soit immédiatement après la maladie causale, soit à une échéance plus ou moins éloignée ou encore qui continuent les troubles cardiaques qui ont pris naissance pendant le courant même le l'intoxication. Ces cardiopathies ont été déjà étudiées ou signalées par de nombreux auteurs. Nous citerons surtout les travaux de MM. Landouzy et Siredey : « *Contribution à l'histoire de l'artérite typhoïdique ; de ses conséquences hâtives (mort subite) et tardives (myocardite scléreuse) sur le cœur : cardiopathies typhoïdiques* », *Revue de médecine*, 1885, et encore : « *Etude sur les localisations angio-cardiaques typhoïdiques, leurs conséquences im-*

médiates, prochaines et éloignées ». Da Costa a également signalé l'affaiblissement du cœur chez les convalescents de fièvre typhoïde ; Teirlinck, l'arythmie de la convalescence de la fièvre typhoïde (*Belgique médicale*, 1901). Ces manifestations ont également été signalées par M. Bacaloglu (*Th.* Paris, 1900) et M. Mollard qui en a observé un certain nombre de cas (*Presse médicale*, 1900).

En somme les troubles cardiaques qui appartiennent en propre à la convalescence de la fièvre typhoïde sont peu connus. On a signalé la mort subite, l'irrégularité fréquente des contractions cardiaques, leur ralentissement remplacé par l'accélération au moindre mouvement, cette accélération peut devenir constante et s'accompagner d'un abaissement anormal de la température, on a encore signalé des souffles, etc... Là se bornent les constatations à ce sujet, il ne faut pas s'en étonner, si l'on songe comme le disent MM. Landouzy et Siredey, « qu'il est assez rare qu'un médecin puisse suivre pendant des mois et des années les malades porteurs de tels désordres, il s'ensuit que d'ordinaire la filiation étiologique et pathogénique de maintes infirmités cardiaques est perdue » ; ils auraient pu ajouter que lorsque ces troubles ne prennent naissance qu'à une période relativement éloignée de la convalescence, le médecin n'en ayant constaté aucun pendant le cours de l'intoxication, on doit souvent être amené à mettre sur le compte du rhumatisme articulaire aigu par exemple les troubles cardiaques qui ont une fièvre typhoïde pour point de départ. Le cœur aura été trop légèrement touché pour attirer l'attention, mais la lésion aussi légère qu'elle soit aura marché insidieusement, jusqu'au jour où elle se révélera définitivement constituée. « D'un autre côté il est difficile de rechercher dans les antécédents des cardiopathies chroniques l'existence antérieure d'une fièvre typhoïde, souvent fort ancienne, pour établir les relations de cause à effet entre cette affection et les maladies du cœur, c'est recourir à un mode d'observation fort sujet à caution. Car malgré tout l'empreinte de la fièvre typhoïde sur le cœur est infiniment moins nette que celle du rhumatisme articulaire aigu ; et l'étiologie des cardiopathies myocardiques est bien plus complexe en général que celle des cardiopathies valvulaires. » (Mollard J.)

Il n'est pas nécessaire que la fièvre typhoïde ait été fort grave pour qu'éclatent ces troubles, on les a observés au cours et à la suite de formes très légères (typhus levissimus), cependant il semble qu'en général plus grave sera la maladie, plus graves aussi et plus accusées seront les manifestations cardiaques soit immédiates soit à distance. Dans la plupart des cas observés les troubles cardiaques ont cependant été assez bénins, ils offrent rarement des troubles subjectifs à constater et il faut que systématiquement le médecin les recherche.

Un des premiers symptômes que laisse très fréquemment la fièvre typhoïde après elle, réside dans l'extrême excitabilité du cœur, il suffit parfois d'un simple mouvement du convalescent pour amener une accélération des contractions cardiaques, aussi est-ce là une indication à ne les observer que couchés, dans le décubitus dorsal, et au repos depuis un certain temps, on évitera de cette façon une cause d'erreur ?

Auscultés de cette façon, les sujets en convalescence présentent presque toujours une tachycardie marquée puisque, sans fièvre, sans réaction des autres appareils, le pouls peut avoir 130 et même jusqu'à 140 pulsations à la minute. Cette tachycardie s'atténue ordinairement en même temps que la convalescence fait davantage de progrès. M. Mollard a noté en même temps une irrégularité sinon générale du moins fréquente du pouls, cette irrégularité peut être irrégulière et manquer à certains moments pour reparaître quelques instants plus tard. Arythmie et vitesse du pouls, voici donc deux symptômes qui manquent rarement, il peut s'y joindre une moindre amplitude, mais celle-ci a rarement été observée. L'impulsion cardiaque est moins sensible à la palpation, et parfois on note un léger déplacement du foyer de battement, la pointe du cœur battant dans le cinquième espace intercostal sous ou un peu en dehors du mamelon, au lieu de battre dans le quatrième et en dedans du mamelon.

M. Mollard a encore constaté en l'absence de tout signe d'insuffisance aortique, un choc en dôme très marqué dans le cinquième espace intercostal au niveau et un peu en dehors du mamelon.

Les bruits du cœur sont, comme dans les myocardites du courant de la maladie, altérés. C'est toujours le premier bruit qui est sourd comme voilé, le second peut présenter le même symptôme, mais moins fréquemment et en tous cas il est moins marqué. Ces deux bruits peuvent avoir le rythme fœtal, parfois cette embryocardie est dissociée et on la trouve liée à une légère arythmie. Pour M. Mollard elle serait due à un simple abaissement de la pression artérielle, serait passagère et sans pronostic grave. L'insuffisance fonctionnelle ne semble pas être très rare, elle se révèle par un souffle médiocardiaque doux se propageant peu. Il ne faut pas confondre ce souffle apexien avec ceux qui prennent naissance en dehors du cœur, souffles cardio-pulmonaires ; ceux-ci qui ne sont que des souffles anémiques peuvent accompagner les premiers qui durent plus longtemps qu'eux et s'améliorent en même temps que s'améliore l'état général du convalescent, il est d'ailleurs facile de les distinguer l'un de l'autre : les souffles cardiaques ne subissent pas de variation du fait des mouvements respiratoires. Les souffles d'insuffisance organique paraissent en somme assez rares.

Le bruit de galop est peu fréquent, on l'a toutefois noté et cela n'a rien qui puisse étonner si l'on songe que l'on se trouve en présence d'individus, dont le cœur, même dans les cas les plus heureux, a subi un affaiblissement du fait de l'assaut de la toxine dothiénentérique.

La série de symptômes que nous venons de décrire constitue bien un véritable syndrome et nous pouvons avec M. Mollard les résumer comme il suit :

« 1° Effacement ou atténuation du choc précordial ; déplacement léger de la pointe du cœur, dans les cas où l'on peut localiser celle-ci ;

« 2° Troubles du rythme : tachycardie, embryocardie ; arythmie ;

« 3° Altération des bruits du cœur (souffle systolique médio-cardiaque, bruit de galop, affaiblissement du premier bruit ou des deux bruits. »

*
* *

Nous avons terminé l'énumération et l'exposé des symptômes cardiaques qui peuvent être observés pendant la convalescence de la fièvre typhoïde. Ce sont à peu de choses près ceux de la période fébrile. Il nous reste à tenter l'explication de ces signes et à tenter de rechercher les lésions qu'ils ont pour base. Et d'abord y a-t-il lésion ? Se trouve-t-on en face d'un début de myocardite ou d'un reliquat d'intoxication nerveuse ? Nous avons déjà discuté le problème à propos des cardiopathies de la période fébrile et nous avons conclu qu'il convenait de faire la part à l'une et l'autre pathogénie. S'il est évident dans certains cas qu'il existe bien une dégénérescence ou une destruction complète d'un plus ou moins grand nombre de fibres du myocarde, une lésion des vaisseaux, du tissu conjonctif, des nerfs mêmes ainsi que l'a prouvé Romberg, dans d'autres cas il est prouvé que le système nerveux central et périphérique a une bien plus grande part au syndrome observé, surtout dans les cas de mort subite, etc. Ceci résulte clairement, ainsi que nous l'avons déjà dit, des travaux de M. le professeur Chantemesse et Lamy. Nous dirons la même chose pour ces cardiopathies de la convalescence et c'est d'ailleurs ce qui semble résulter des travaux de différents auteurs à ce sujet.

MM. Tripier et Devic s'élèvent contre la trop grande facilité avec laquelle on porterait souvent le diagnostic de myocardite typhique : « On a singulièrement abusé ces derniers temps de la myocardite typhique. Comme M. Rendu, nous croyons que la grande majorité des troubles cardiaques qu'on observe dans la dothiénentérie sont souvent nerveux et que pas plus l'arythmie que l'affaiblissement du choc et des bruits du cœur ne décèlent l'existence d'une myocardite. Ces prétendus signes de la myocardite typhique sont loin d'ailleurs d'avoir la valeur pronostique que certains auteurs leur attribuent. M. Gaillard et M. Chauffard ont rapporté des cas de fièvre typhoïde avec cyanose, affaiblissement marqué du choc et disparition du bruit, qui ont bien guéri par la réfrigération ».

Romberg a montré que certaines branches nerveuses du péricarde étaient infiltrées de petites cellules, cette infiltration se limitait d'ailleurs à certains rameaux et montrait une prédilection marquée pour la partie de ces nerfs qui avoisinaient une division de leur tronc.

M. Chantemesse a décrit un état particulier des cellules des centres nerveux du myocarde, ces cellules en effet ne se colorent pas comme les cellules normales avec le colorant de Van Giesson (fuschine acide dans une solution aqueuse d'acide picrique), elles prennent une couleur rouge foncé, les cellules normales se colorant en rouge vif. Il semble donc qu'il y ait là un changement intime dans la façon d'être du protoplasma de ces cellules ou de leurs noyaux.

Huchard a lui aussi protesté contre l'abus de diagnostie de myocardite tout en étant moins catégorique que MM. Tripier et Devic :

« Dans les fièvres, il n'y a pas que des myosites, des artérites infectieuses, il y a aussi des névrites infectieuses..... La myocardite typhique existe réellement..... Mais je pense que cette myocardite ne peut pas être seule invoquée, que le poison typhique agit nettement sur les nerfs cardiaques soit en produisant leur inflammation, ou leur simple hyperhémie, soit en déterminant de simples troubles fonctionnels de l'innervation cardiaque ». (HUCHARD, Sur les complications cardiaques de la fièvre typhoïde. *Société médic. des hôpit. 1894.*)

MM. Landouzy et Siredey admettent également la possibilité d'une myocardite typhique et de cardiopathies nerveuses, coexistant ou non. C'est également l'avis de M. Mollard qui s'appuie pour le démontrer sur une statistique de 52 cas. Ce sera également notre conclusion, nous croyons qu'il peut exister ou naitre pendant la convalescence des typhiques des myocarcites légères à la vérité mais qui n'en existent pas moins : quelques fibres cardiaques seront détruites, il en résultera une cicatrice ; dans les cas généraux le cœur peut se passer de quelques-unes de ses fibres, l'on sait qu'il peut produire un travail bien supérieur à celui qu'il produit, mais il n'en reste pas moins touché, et survienne une autre cause de déchéance, elle viendra s'ajouter à celle-là, ainsi peu à peu le cœur ira vers la sclérose. A côté de ces cas, il en est d'autres où tous ces signes d'arythmie, d'insuffisance, de tachycardie sont dus à un reste d'intoxication nerveuse, ils disparaitront à mesure que l'organisme se débarrassera de ses toxines, le cœur sera libéré, le convalescent ne sera pas un cardiaque de par sa fièvre typhoide.

CHAPITRE III

Manifestations cardiaques de la fièvre typhoïde chez l'enfant.

Il y a relativement peu de temps que l'on s'occupe de ces complications pendant l'enfance, encore personne ne s'y est-il longuement arrêté. Nous ne trouvons rien à ce sujet dans les cliniques de Trousseau, Peter en parle peu, Barthez, Rillet signalent la petitesse du pouls, Parrot, dans le *Progrès médical* de 1883 note l'arythmie et déclare qu'il ne croit pas à la mort subite par myocardite, pendant l'enfance, le cœur, dit-il, étant trop résistant à cet âge. D'Espine et Picot, Baginsky s'y arrêtent toutefois davantage et notent la rapidité ou le ralentissement du pouls, son dicrotisme, l'arythmie, les faux pas du cœur et les lypothymies mortelles qui peuvent en résulter.

C'est là tout le résultat de nos recherches, et à peu de choses près, croyons-nous, la totalité des renseignements que contient la littérature médicale sur le sujet qui nous occupe.

La marche générale de la fièvre typhoïde est la même

dans ses grandes lignes que chez l'adulte ; cependant ils réagissent avec plus d'énergie du côté du système nerveux et c'est pour cela que l'on a pu parfois faire le diagnostic faux de méningite au lieu de fièvre typhoïde au moins pendant quelques jours.

Si nous abordons maintenant les manifestations cardio-vasculaires nous notons en première ligne la rareté de la péricardite, fait assez curieux quand l'on sait la fréquence de ce syndrome pendant l'enfance. Ici encore il s'agit toujours d'une péricardite sèche qui apparait entre le deuxième et le troisième septénaire et dont le pronostic est très généralement bénin. On note simplement un bruit de frottement analogue à celui que produirait du cuir neuf que l'on ploie.

L'endocardite n'est pas plus fréquente, les autopsies que l'on possède à ce sujet n'ont jamais montré de lésions ulcéreuses ou végétantes. Peut-être dans certaines observations où l'on note des bruits de souffle doux, systoliques, à maximum d'intensité à la pointe, s'agissait-il plutôt de myocardite.

C'est à la fin du premier septénaire que débutent généralement les symptômes de myocardite : bruit de souffle s'étendant vers la pointe, dédoublement du deuxième temps se manifestant à la base, parfois mais rarement dicrotisme du pouls. Ces caractères s'accentuent peu à peu et pendant le troisième septénaire l'auscultation fait percevoir un premier bruit très affaibli mais ne disparaissant jamais, il est masqué par un souffle d'intensité variable, le second bruit est dédoublé à la base, enfin à mesure que le cœur s'affaiblit, on constate un état du pouls de plus en plus dépressible quoique restant régulier, tandis que le choc de la pointe se sent moins facilement, étant plus faible. Tous ces symptômes s'amendent lentement et subsistent dans certains cas pendant et au delà de la convalescence.

Ce sont là les signes ordinaires que l'on peut noter du côté du cœur chez un jeune typhique ; mais parfois le tableau est plus sombre : ce sont surtout les contractions cardiaques qui perdent de leur intensité, la main ne sent plus le choc précordial, tantôt le rythme n'est nullement modifié, tantôt au contraire survient le rythme fœtal, l'embryocardie ; alors le pronostic devient extrêmement sombre. Le pouls se sent difficilement : à la radiale, il est petit, filiforme, on peut n'observer ni intermittence, ni irrégularité. Le nombre des pulsations peut augmenter considérablement, monter jusqu'à 180 à la minute, il survient alors une dyspnée intense sans que l'autopsie puisse cependant révéler autre chose qu'un peu de congestion des bronches. On a observé jusqu'à 60 mouvements respiratoires à la minute et l'on a pu noter la respiration de Scheynes-Stokes.

Ces symptômes cardiaques ont pour caractéristique de s'établir d'emblée, dans toute leur intensité, pour parfois, dans les cas heureux, disparaître complètement avec la même rapidité qu'ils étaient apparus.

De ce processus cardio-vasculaire résulte un état particulier du malade, état que Wunderlich a désigné par le mot de collapsus : face grippée, yeux excavés, cerclés de noir, cyanose des extrémités, lèvres et pommettes bleuâtres, nez froid, sueur visqueuse, prostration extrême, stupeur. Tout cela peut, nous l'avons dit, disparaître ; le plus souvent survient l'embryocardie et la mort.

C'est là donc, il nous semble, deux façons bien distinctes du cœur de réagir pendant la fièvre typhoïde de l'enfance. La même question se pose toujours : est-ce le myocarde qui est en jeu dans l'un et l'autre cas ? Il nous semble que dans le premier cas on puisse suivre pas à pas les phénomènes qu'Hayem a décrits dans ses leçons cliniques de la Charité (1875), l'on a bien affaire à de la myocardite.

Pendant le premier septénaire, rien n'appelle l'attention du côté du cœur, pendant le second, et surtout vers sa fin, on commence à reconnaître des signes de faiblesse du côté de l'organe central de la circulation, le premier temps s'affaiblit, parfois même on entend un bruit de souffle qui se propage à la base, le second temps est dédoublé, pendant le troisième septénaire, ces signes s'accentuent : le premier temps est plus sourd, mais ne disparaît jamais, le second est toujours dédoublé ; on note encore des intermittences, des irrégularités, des faux pas, le pouls faible, dépressible, parfois même dicrote, n'atteint jamais la rapidité de la seconde forme, celle que nous appellerons la forme bulbaire. Le retour à l'état normal peut alors s'effectuer peu à peu ou se prolonger très avant pendant la convalescence. C'est ainsi que très longtemps après la défervescence on peut encore noter des intermittences et des irrégularités du rythme du cœur.

D'après la marche de ce processus, on devine une

myocardite, tous les auteurs d'ailleurs sont d'accord à ce sujet. Le muscle cardiaque faiblit et avec lui se montrent les troubles de la circulation, à mesure que se montrent les lésions du myocarde, celles-ci disparaissant peu à peu, les troubles qu'elles entraînaient disparaissent aussi. Cette myocardite n'est d'ailleurs pas propre à la fièvre typhoïde et ses symptômes, qu'il s'agisse de variole (Desnos et Huchard), d'érysipèle (Jaccoud et Sevestre) ou de diphtérie, qu'il s'agisse encore de ses bases anatomo-pathologiques (expériences de M. Chantemesse sur la toxine diphtéritique) ses symptômes, disons-nous, sont toujours les mêmes.

Nous verrons dans un chapitre suivant ce qu'il peut advenir de ces myocardites, et s'il n'y a pas lieu de ne pas mettre si souvent en cause le rhumatisme articulaire aigu, dans le diagnostic de certaines cardiopathies (Landouzy, Siredey).

La deuxième forme, dont nous avons signalé les symptômes : petitesse du pouls qui est filiforme, misérable, vite (jusqu'à 180 pulsations à la minute), qui s'accompagne de faiblesse extrême, de phénomènes ataxo-adynamiques allant jusqu'au collapsus avec cyanose et refroidissement des extrémités, sans arythmie, sans intermittences, dicrotisme ou dédoublement, cette seconde forme est plus obscure quant à sa pathogénie et on la discute encore ; ici le myocarde ne semble pas en jeu, nous voulons dire que la fibre musculaire ne montre pas de lésions histologiques, il y a autre chose, et il semble que seul le système nerveux soit capable d'un processus aussi rapide. C'est dans cette forme qu'apparaît la fameuse embryocardie décrite pour la première fois par Stokes.

L'on peut encore ici rapprocher les symptômes observés, de ce qui se passe dans la forme suraiguë de la diphtérie, où l'on assiste à des phénomènes de toxihémie ou des phénomènes bulbaires, rien encore dans ces cas ne vient donner la clef des symptômes observés, qu'on la cherche pendant la vie ou après la mort.

Ce qui les caractérise c'est surtout leur rapidité, ils ont un dénouement fatal (Weil a noté un cas de mort subite chez un enfant, Bacaloglu l'a également vue une fois); quand à peine quelques heures auparavant on croyait avoir affaire à une typhoïde de faible intensité. Ils peuvent aussi tourner court, pour d'ailleurs récidiver parfois. C'est dans ces formes que l'on observe ces pouls à la fois faibles, filiformes et dépressibles en même temps que vite. Aussi quand chez un typhique ce symptôme apparaît, le praticien fera bien de se méfier, c'est un signe de mauvais augure.

Cette forme de réaction cardiaque est due au système nerveux et nous ne pourrions que rappeler ce que nous avons déjà dit à propos des manifestations cardiaques des adultes : le poison typhique ne frappe pas seulement le myocarde et les vaisseaux du cœur, il atteint aussi le centre de l'innervation cardiaque (Ferré, *Contribution à l'étude de lal celule nerveuse dans l'évolution des maladies toxi-infectieuses*) ; le bulbe qui donne naissance aux pneumogastriques, et Deweore a décrit ses altérations dans deux cas de mort subite, sans myocardite, la moelle d'où naissent les filets accélérateurs du grand sympathique. Comme nous l'avons déjà dit, ce processus peut être dû soit à une paralysie du pneumogastrique (frénateur) ou une excitation exagérée du grand sympathique (accélérateur). Il ne faut pas non plus oublier le rôle trophique du pneumogastrique vis-à-vis de la fibre cardiaque.

Cette action de la toxine diphtérique sur le cerveau, le bulbe, la moelle des enfants, est nettement mise en évidence par les différents symptômes observés : délire intense, méningitisme, excitation par ataxie et collapsus.

La toxine du bacille d'Eberth ne borne pas son action, très probablement aux centres nerveux, elle vient encore agir sur les ganglions intra-cardiaques qui en sont en somme les tributaires. Par son action sur les nerfs vasomoteurs par l'intermédiaire des centres vaso-moteurs (protubérance, moelle allongée, moelle), il vient encore augmenter ou diminuer la pression artérielle (hypotension le plus souvent) et cette hypotension donne même la nature du degré d'imprégnation toxi-infectieuse. (Bernheim).

*
* *

La mort subite par inhibition nerveuse ou par toute autre action de la toxine typhique sur le pneumogastrique, le sympathique, les ganglions intra-cardiaques, ou encore par myocardite, est assez rare chez l'enfant. Simon ne l'a jamais observée ; Parrot s'exprime ainsi : « La mort subite pendant la fièvre typhoïde chez l'enfant est exceptionnelle, ou plutôt elle est à peu près inconnue ; c'est qu'à cet âge le cœur est fort résistant et ne subit probablement point les altérations musculaires que détermine la maladie chez les sujets plus âgés ».

Huchard fidèle à la théorie de myocardite et anémie cérébrale, explique la rareté de la mort subite chez les enfants par la congestion plus grande de leurs centres nerveux, et par la résistance de leur cœur.

Dans un cas de mort subite observée chez un enfant par Pouillot (*Th.* Paris, 1893). La mort survint vers le vingt-quatrième jour de la maladie. Pendant trois jours le malade avait été dans un état complet de collapsus, le quatrième jour il allait mieux, lorsqu'il fut pris brusquement d'une syncope à laquelle il succomba. A l'autopsie, dégénérescence graisseuse du cœur et lésion caractéristique de la fièvre typhoïde.

Comme nous l'avons dit plus haut, Weil a noté 1 cas de mort subite et Bacaloglu l'a également vue une fois chez les enfants en cours de fièvre typhoïde.

CHAPITRE IV

Manifestations cardiaques de la fièvre typhoïde chez les vieillards.

D'après certains auteurs, l'on devient un vieillard pour la fièvre typhoïde dès que l'on a atteint l'âge de 40 ans. Dans ces conditions la fièvre typhoïde est assez rare à cette époque de la vie.

Cependant quelques auteurs rapportent plusieurs cas de dothiénentérie bien au delà de cet âge, c'est Wilks, Lombard, Trousseau, Heulard d'Arcy, Homernyck; Noel Guéneau de Mussy que nous citons d'après MM. Brouardel et Thoinot, en rapportent un cas à l'âge de 100 ans : « La bisaïeule de ma femme qui habitait le comté de Cork, contracta la fièvre typhoïde à l'âge de 100 ans ; elle... guérit et prolongea sa vie jusqu'à 108 ans ». Toutefois et encore d'après MM. Brouardel et Thoinot, la fièvre typhoïde atteint surtout les vieillards dans les pays jusque-là vierges de fièvre typhoïde, et dans les grandes épidémies : dans le premier cas l'immunité d'une atteinte antérieure ne protège pas alors le sujet ; dans le second, le virus renforcé semble triompher des résistances individuelles acquises.

Ce qui domine chez les typhiques âgés, c'est l'adynamie très marquée. les phénomènes pulmonaires y jouent également un grand rôle.

La mortalité est grande chez ces sujets, et la convalescence quand elle survient, est troublée par des complications nombreuses, en particulier des complications cardiaques.

L'appareil cardio-vasculaire est en effet à cet âge fatigué et souvent troublé dans son fonctionnement tant par l'usure que par des atteintes de toutes sortes antérieures. Les malades sont fréquemment plus ou moins sclérotiques et rien d'étonnant dans ces conditions, que le cœur ne supporte plus mal l'assaut de la toxine typhique ou la pullulation de ses microbes ou encore le mauvais fonctionnement du système nerveux troublé par l'intoxication.

Chez eux encore la péricardite est assez rare, nous n'en dirons pas autant de la myocardite, surtout interstitielle et de l'endartérite oblitérante des vaisseaux nourriciers du cœur. Aussi la mort subite est-elle relativement fréquente à cet âge. chez ces sujets, quoique moins que chez les sujets de 20 à 25 ans, et atteints de formes moyennes de la fièvre typhoïde. Griesinger dans une statistique indique nettement la gravité de la fièvre typhoïde croissant rapidement avec l'âge, surtout à partir de 40 ans.

CHAPITRE V

Manifestations cardiaques de la fièvre typhoïde chez les cardiaques.

Il était intéressant de se demander ce que devient le cœur, ou plutôt l'appareil cardio-vasculaire déjà touché par une atteinte antérieure, rhumatismale par exemple, chez un sujet infecté par le bacille d'Eberth et ses toxines. Etant donné ce que nous savons déjà des manifestations cardio-vasculaires primitives de la fièvre typhoïde, on était en droit de croire à un assaut des plus violents chez les sujets atteints de myocardite, d'endocardite, de péricardite. D'un autre côté on sait que la fièvre typhoïde est rare chez les individus dont la constitution est altérée par une maladie chronique. Elle atteint de préférence les individus en pleine santé, et choisit les plus vigoureux.

Nous avons fort peu de renseignements sur l'action de la fièvre typhoïde chez les malades déjà atteints de péricardite. Nous savons par ailleurs que cette lésion est assez rare comme manifestation cardiaque et que, quand elle existe, tout se borne à une péricardite sèche, passagère et de pronostic fort bénin. L'état du sang dans la fièvre typhoïde où la fibrine, les globules rouges, l'albumine et les éléments solides du sérum sont diminués explique cette différence d'exsudat.

L'endocardite est mieux connue dans ses rapports avec la dothiénentérie. Jaccoud dans un article de la *Gazette des hôpitaux* du 5 novembre 1889, rapporte le cas d'une cardiaque ancienne qui fut atteinte de fièvre typhoïde, il s'agissait dans ce cas d'une endo-péricardite. Andrerey dans sa thèse inaugurale (Paris, 1888) cite encore deux cas de cardiaques typhiques, l'un, un enfant porteur d'une insuffisance mitrale d'origine rhumatismale, l'autre adulte, cardiaque ancienne, atteinte d'endo-péricardite.

Quelles sont les modifications apportées aux symptômes et à la marche de la fièvre typhoïde dans ces cas ?

Que deviennent les lésions cardiaques ?

Que devient le pronostic ?

Le pronostic devient fatalement plus grave, parce que la maladie en raison même de la fièvre vient troubler les conditions mécaniques de la circulation cardio-pulmonaire et rend les chances d'asphyxie beaucoup plus grandes que si l'endocarde était sain. C'est là une cause classique connue depuis longtemps et c'est ce qu'on peut appeler le danger d'ordre mécanique. Ensuite sous l'influence d'une maladie fébrile, l'endocardite ancienne, préalable à cette maladie est sujette à repasser à l'état aigu. Or, des différentes observations citées plus haut, il résulte que quand une endocardite repasse ainsi à l'état aigu, elle change le plus souvent de caractère et peut prendre la forme ulcéreuse ou infectieuse. C'est là un second danger, d'ordre nosologique qui vient encore assombrir le pronostic, il n'est pas, il est vrai, absolument fatal.

La marche de la maladie n'est pas toujours changée par suite d'une cardiopathie préexistante. Cela est vrai surtout chez les jeunes sujets, chez lesquels le cœur plus vigoureux est aussi plus apte à supporter les atteintes d'une maladie fébrile et de toxines. Parfois cependant la fièvre typhoïde peut prendre les allures d'une maladie de cœur, et les symptômes cardiaques dominent la fièvre et commandent le traitement. Tantôt ce sera la vitalité du cœur, profondément atteint par une myocardite, qui sera en danger, tantôt au contraire, ce sera plutôt l'obstacle apporté à la circulation par la lésion valvulaire qui dominera. Cet obstacle se traduira par un pouls irrégulier, inégal, bondissant, par des contractions cardiaques irrégulières, redoublées et désordonnées. En somme dans ces cas le cœur est triplement menacé : dans sa vitalité par la myocardite existante ou naissante, dans sa fonction par l'endo-péricardite également ancienne ou de nouvelle date, enfin l'intoxication nerveuse venant ajouter ses causes de déchéances aux précédentes, il s'ensuit une marche extrêmement grave de la dothiénentérie.

La défervescence est arrivée, avec elle s'amendent tous les symptômes ; que devient le cœur ? Les lésions peuvent, il est vrai, se réparer, mais dans les cas les plus généraux, cette nouvelle atteinte typhique venant s'ajouter aux atteintes précédentes d'origine rhumatismale ou autres causes, il en résultera une aggravation générale de son état, et il fera un pas en avant vers la sclérose définitive.

MM. Landouzy et Siredey rapportent un cas extrêmement instructif sur la marche que peut avoir la fièvre typhoïde chez un cardiaque. Cette observation est d'autant plus intéressante que cette cardiopathie était elle-même une séquelle d'une dothiénentérie antérieure, datant de deux ans. « Elle prouve, disent MM. Landouzy et Siredey, toute la valeur pronostique des intermittences au cours du second septénaire de la fièvre typhoïde, elle légitime par l'issue subitement fatale, toutes les craintes que ce symptôme doit inspirer ; elle est un fait nouveau produit à l'actif de la théorie myocarditique de la mort subite dans la fièvre typhoïde, elle est enfin un fait précieux pour l'étude simultanée de l'artérite oblitérante progressive lente et aiguë, puisque l'histologie nous a permis de reconnaître chez ce malade à la fois les traces qu'avait laissées la fièvre typhoïde en 1882 et celles qu'elle venait de marquer en 1884. Cette observation est à notre connaissance, la première où l'on ait pu surprendre et étudier sur un même cœur un processus à la fois ancien et récent de la fièvre typhoïde. » Les lésions de l'appareil cardio-vasculaire étaient celles d'une myocardite interstitielle ancienne et nouvelle, avec des lésions dégénératives du muscle ; endartérites oblitérantes.

Il en est en résumé, de la fièvre typhoïde comme de toutes les autres maladies infectieuses, elle doit presque immanquablement aboutir à une localisation sur le cœur quand celui-ci est adultéré. Le cœur dans ces cas se prend pour une infinité de motifs dont les principaux sont les conditions vicieuses de circulation et de nutrition intracardiaque imposées au cœur par une première atteinte, typhoïdique dans cette observation de MM. Landouzy et Siredey, rhumatismale dans celle de M. Jaccoud et dans celle de M. Andrecey. Une nouvelle poussée d'endartérite sur un organe qui a à subvenir à un immense travail et qui se trouve en même temps un lieu de moindre résistance sera souvent la goutte d'eau qui menace de faire déborder le vase.

CHAPITRE VI

Traitement des manifestations cardiaques de la fièvre typhoïde.

Les différents traitements qui ont été préconisés au sujet de la fièvre typhoïde doivent tous varier plus ou moins quand se déclarent les accidents cardiaques.

L'on est généralement d'accord pour arrêter dès ce moment les bains froids, si le traitement en contenait. L'on doit s'empresser de tonifier le cœur, de le soutenir dans la tâche formidable qui lui incombe. La caféine, la spartéine en injections sous-cutanées, les infusions fortes et fréquentes de café atteindront parfaitement dans la plupart des cas le but que l'on se propose. L'ergot de seigle et surtout l'ergotine peuvent rendre des services. C'est ainsi que MM. Brouardel et Thoinot citent un cas dans lequel Demange, chez une jeune fille de onze ans qui, avec une température élevée présentait une série de syncopes, supprima les syncopes, releva le pouls et le cœur par l'injection sous-cutanée d'un gramme d'ergotine.

L'on s'est toutefois demandé s'il n'y avait pas lieu dans les formes très graves, à température très élevée, de continuer la balnéation froide, ou tout au moins tiède, cela malgré les faux pas du cœur et son mauvais état. Il semble que dans ces cas, avec une prudence extrême, et étant toujours prêt à combattre les manifestations cardiaques, l'on peut lutter contre la température par les bains froids ou les enveloppements. Dans ces cas en effet il s'agit d'aller au plus pressé, l'excès de température pouvant par lui-même agir sur le cœur et ajouter encore au travail que celui-ci a à fournir. La réfrigération locale cardiaque a donné dans certains cas de bons résultats.

Il est d'ailleurs difficile dans un si court travail d'indiquer la conduite à suivre dans tous les cas qui peuvent se présenter, et qui varient avec le sujet, les conditions dans lesquelles il se trouve placé, etc... Ce seront toutes ces conditions réunies qui dicteront au médecin la conduite qu'il aura à tenir, et le traitement qu'il devra employer.

OBSERVATIONS

Observation I (Personnelle)

Fièvre typhoïde chez un adulte. Accidents cardiaques assez intenses. Guérison.

Constance M..., âgée de 30 ans, antécédents héréditaires assez lourds, sa mère étant morte à 45 ans d'insuffisance mitrale (?) avec œdème des membres inférieurs, hydropisie et varices profondes et superficielles. A 15 ans elle avait eu la fièvre typhoïde suivie de paralysies passagères des extenseurs des membres inférieurs ; du côté du père trois attaques de rhumatismes musculaires aigus assez largement espacés ; la dernière seule a laissé des traces sur le cœur, mais après la naissance de la malade, la mère avait fait sa fièvre typhoïde à 17 ans, c'est-à-dire 4 ans avant la naissance du sujet.

La maladie de Constance M... suivit son cours habituel, revêtant une forme plutôt nerveuse, lorsque pendant le cours du deuxième septénaire, le pouls qui jusque-là s'était maintenu à peu près normal, se mit à faiblir de telle façon qu'il attira l'attention du côté du cœur.

Les résultats de l'auscultation furent les suivants : rythme normal, souffle localisé à la pointe et s'entendant aux deux temps de la respiration ; ce souffle était assez rude, surtout au premier temps, il n'y avait pas renforcement ou diminution aux deux temps de la respiration, il ne s'agissait donc pas de bruit extra-cardiaque. On observait en outre une atténuation du premier bruit, le second bruit conservant toute sa netteté et ne se dédoublant pas.

L'impulsion précordiale n'avait pas varié.

Traitement. — Pas de bains, digitale, infusions de café données fréquemment et très chargées des principes du café.

Tous ces symptômes s'amendèrent au fur et à mesure que se prononça la convalescence de la dothiénentérie, le pouls passant par un stade de minimum de battements. Il ne fut jamais dicrote.

Deux mois après le début des accidents cardiaques, c'est-à-dire deux mois et demi après le début de la maladie, toute manifestation cardiaque avait disparu, et depuis (deux ans après) aucun autre symptôme cardiaque, phlébite ou insuffisance, ne s'est montré.

Observation II (Personnelle)

Fièvre typhoïde chez un enfant. Accidents cardiaques. Mort. Pas de myocardite.

Alphonsine X..., âgée de 14 ans. Malade depuis 15 jours ; début par céphalalgie, courbature, diarrhée, anorexie.

A l'entrée, la malade est très abattue et répond mal aux questions qu'on lui adresse.

Les selles sont jaunes, ocreuses, fétides, très abondantes ; le ventre est ballonné, douloureux surtout dans la fosse iliaque droite, où l'on perçoit des gargouillements. Taches rosées lenticulaires. Rate volumineuse.

Le pouls est faible, irrégulier, très fréquent.

Les bruits du cœur sont affaiblis, surtout le premier.

Traitement. — Pas de bains.

20 gouttes de teinture de digitale.

8 centigrammes de spartéine, en injections sous-cutanées.

Le lendemain, dix-septième jour de la maladie, le cœur et le pouls sont meilleurs.

Le dix-huitième jour, faiblesse extrême du pouls, et fréquence telle qu'on ne peut compter les pulsations.

L'auscultation du cœur est difficile à cause des râles de bronchite et de la faiblesse des bruits.

Yeux excavés, cyanose des lèvres et des extrémités qui sont refroidies ; collapsus.

Alors on prescrit 4 injections de caféine : une heure après, le pouls paraît s'être relevé : néanmoins la malade succombe dans la soirée.

Autopsie. — Congestion des deux bases pulmonaires.

Ulcération des plaques de Peyer.

Rate hypertrophiée : 310 grammes.

Pus dans les bassinets.

L'examen macroscopique du cœur montre que sa consistance et sa coloration sont normales. Il n'y a rien du côté des valvules. On laisse séjourner pendant 24 heures un fragment du muscle cardiaque dans une solution d'acide osmique à 1 pour 100.

La coloration des coupes fut faite au picrocarmin. A l'examen de ces coupes on voit que la striation des fibres cardiaques est normale et très nette. Il n'y a pas d'exagération du nombre des leucocytes entre les fibres musculaires. Le tissu conjonctif est normal ; il n'y a pas d'épaississement des parois vasculaires. Au niveau de ces parois il n'y a pas de diapédèse.

Observation III

Fièvre typhoïde. Embryocardie précédant la mort de quelques heures. Myocardite.

Jeanne X..., âgée de 8 ans 1/2. Elle entre à l'hôpital au seizième jour d'une fièvre typhoïde, caractérisée par une langue sèche, rôtie : perte d'appétit, diarrhée jaune fétide, une température de 40°,8 le soir, et quelques râles fins disséminés dans les deux poumons. Une seule tache rosée lenticulaire au-dessous du sein droit. Pas de douleur, ni de gargouillement, à la pression dans la fosse iliaque droite. Rate grosse.

Le jour de son entrée, le 26 juin, le cœur ausculté avec soin ne présente rien d'anormal ; le pouls est régulier, mais il bat 150 fois par minute.

27 juin. — La malade a eu du délire pendant la nuit. Température 40°,8 le matin, 39°6 le soir.

Même état du cœur et du pouls.

28 juin. — 38°,7 le matin, 40° le soir.

Pouls : 135 à 140 par minute, rien au cœur. Agitation extrême, délire.

29. — Température 39°,8 le matin. Le pouls a augmenté de fréquence ; il bat 180 fois environ à la minute. Il est faible, filiforme, régulier. A l'auscultation du cœur, on constate que les deux silences sont absolument égaux, et les bruits mal frappés ; pas de souffle. On porte le diagnostic d'embryocardie.

Les mouvements respiratoires sont accélérés ; on en compte 54 par minute et cependant on ne constate rien d'anormal à l'examen du poumon.

On supprime les bains tièdes, qui avaient été donnés jusqu'alors, vu l'intégrité du cœur, et prescrit 20 gouttes de teinture de digitale, et de plus deux injections de caféine.

La malade est morte à 1 heure de l'après-midi dans le coma.

Autopsie. — Le cœur présente à la coupe une coloration pâle, jaunâtre, qui rappelle celle de la myocardite. Il est légèrement mou et flasque Volume normal. Valvules saines.

Poumons congestionnés aux deux bases ; rate hypertrophiée.

L'intestin présente au niveau des plaques de Peyer les lésions caractéristiques de la fièvre typhoïde.

Observation IV (Personnelle)

Fièvre typhoïde chez un enfant. Troublés cardiaques. Embryocardie précédant la mort de quelques heures.

Lucie H..., âgée de 14 ans, entrée à l'hôpital au dixième jour environ d'une fièvre typhoïde, se manifestant par une diarrhée jaune, fétide, une température élevée, de la douleur et du gargouillement à la pression dans la fosse iliaque droite, quelques taches rosées, une augmentation de volume de la rate et de l'albumine dans les urines.

Rien d'anormal au cœur, ni au pouls, qui bat 120 fois par minute.

Le lendemain 16 juin, on constate du dicrotisme du pouls, mais cet état ne dure que quelques heures.

Pendant les dix jours qui suivent, la maladie présente un cours régulier ; rien d'anormal à l'auscultation du cœur ; le pouls est à 140 ; la dyspnée considérable. On remarque de larges plaques ecchymotiques au niveau du dos, des fesses et des cuisses.

Le 28 juin, c'est-à dire le vingt-troisième jour de la maladie, les battements du cœur, qui jusque-là étaient excellents, deviennent sourds, faibles, tout en restant réguliers. Le pouls est à 150, petit, filiforme. De plus dyspnée nécessitant des piqûres d'éther.

Le 30 juin. — On entend un bruit de galop à la pointe, le lendemain, il avait disparu. Le pouls bat 130 fois par minute.

Le 2 juillet. — L'enfant est dans le coma depuis la veille ; la température s'est élevée à 41°8, et enfin le cœur présente le rythme si net de l'embryocardie.

Mort à deux heures de l'après-midi.

Les bains tièdes furent donnés jusqu'au moment où parurent les troubles du côté du cœur et remplacés alors par des lotions.

Autopsie. — A la coupe, le myocarde est très légèrement

pâle, mais cette teinte n'est pas assez prononcée pour qu'on puisse affirmer la dégénérescence de la fibre cardiaque.

Ulcération des plaques de Peyer. Rate très hypertrophiée. Poumons congestionnés aux bases.

OBSERVATION V (Personnelle)

Fièvre typhoïde chez un adulte avec accidents cardiaques. Guérison.

Marguerite X..., âgée de 23 ans ; d'après les renseignements fournis par ses parents, elle serait au vingtième jour environ de sa maladie. A son entrée, le 21 octobre, la malade est dans un état typhique des plus prononcés, dans une adynamie profonde, avec des périodes d'agitation et de délire, surtout la nuit. La dyspnée est considérable ; on note 50 mouvements respiratoires par minute et l'auscultation ne donne que des râles de bronchite, disséminés dans toute la hauteur des poumons. Les battements du cœur sont très faibles, mais réguliers ; le lendemain ils sont à peine perceptibles ; le pouls est presque filiforme ; il bat 150 fois environ à la minute.

On prescrit de la teinture de digitale.

Les trois jours qui suivent, l'état reste à peu près stationnaire ; battements du cœur très faibles, sans dédoublement, ni bruit de galop ; 150 pulsations et 60 mouvements respiratoires par minute. On prescrit des inhalations d'oxygène pour combattre la dyspnée.

Le 26. — Début d'une stomatite aphteuse qui évolue en une huitaine de jours.

Le 28 octobre. — La digitale est supprimée et remplacée par six piqûres de caféine, de 30 centigrammes chacune. Sous l'influence de la caféine, les battements du cœur deviennent meilleurs, plus forts, plus énergiques ; le pouls reste tout aussi fréquent.

Le 31 octobre. — L'état du cœur est assez satisfaisant pour qu'on puisse donner des bains à 32° ; la température baisse ; les pulsations diminuent de fréquence, cœur excellent, en somme amélioration générale. On continue néanmoins la caféine.

Le 7 novembre. — Réapparition des symptômes alarmants qui avaient disparu depuis huit jours ; le pouls bat 160 fois par minute ; il est presque filiforme. Les battements du cœur sont devenus faibles, sourds, à peine perceptibles ; pas de modification dans son rythme. La malade est dans un état d'agitation extrême, insomnie, délire continuel.

On remplace la caféine par de la spartéine.

Dès le lendemain, il y a une amélioration notable, et quatre jours après tout était rentré dans l'ordre.

La convalescence suit son cours, et le 19 décembre, la malade sort de l'hôpital complètement guérie.

Trois mois après j'eus l'occasion de l'ausculter à nouveau, et ne trouvais d'ailleurs aucun symptôme anormal.

Observation VI

Fièvre typhoïde chez un enfant. Accidents de collapsus. Mort subite.

Désiré X..., âgé de 8 ans. D'après les renseignements fournis par ses parents, il serait au vingtième jour environ de sa fièvre typhoïde.

A l'entrée, rien d'anormal du côté du cœur et du pouls.

17 août. — Le pouls est petit, rapide, les battements du cœur sont affaiblis.

18 août. — Le pouls est filiforme ; les battements du cœur s'entendent à peine ; l'enfant est dans le collapsus ; les extrémités sont refroidies, bien que la température centrale soit de 40°. On fait des piqûres d'éther et de caféine.

19 et 20. — Même état de collapsus.

21 août. — Les battements du cœur sont bien mieux frappés ; le collapsus est moins complet.

22 août. — Le malade, qui allait un peu mieux, est pris brusquement dans l'après-midi d'une syncope à laquelle il succombe.

Autopsie. — Lésions typhiques caractéristiques et dégénérescence graisseuse du cœur.

Observation VII

Fièvre typhoïde chez un adulte, avec accidents de collapsus. Guérison.

Georges X..., âgé de vingt-cinq ans.

Le malade est au neuvième jour environ d'une fièvre typhoïde bien caractérisée ; la température est de 40°, les bruits du cœur et le pouls sont normaux.

On prescrit des bains à 32°.

Le 23 mai, cinq jours après son entrée à l'hôpital, alors que rien d'anormal ne s'était présenté du côté du cœur, le malade tombe dans le collapsus ; les extrémités sont refroidies, cyanosées, la température centrale étant de 40° ; le pouls est petit, misérable, très rapide ; les bruits du cœur sont imperceptibles. mais surtout le premier.

Les bains sont aussitôt supprimés, et l'on prescrit 40 gouttes de teinture de digitale et deux piqûres de caféine.

Le lendemain, 24 mai, le malade est infiniment mieux. La température est de 38°7 le matin, le pouls est plein, régulier, les bruits du cœur s'entendent très bien.

Après cette crise de collapsus, la fièvre typhoïde suit son cours régulier ; rien d'anormal ne se montre du côté du cœur et du pouls ; il survient seulement une phlegmatia alba dolens du membre inférieur gauche.

Le malade quitte l'hôpital le 12 juillet, complètement rétabli

Observation VIII

Fièvre typhoïde chez un enfant avec troubles cardiaques. Guérison.

Albert X..., âgé de 13 ans, entré à l'hôpital le 18 octobre, au huitième jour environ d'une fièvre typhoïde, caractérisée par une diarrhée jaune, fétide, douleur dans la fosse iliaque droite, taches rosées lenticulaires, etc., etc. Température 40° le soir. Pouls 110.

Pendant les quatre premiers jours de son séjour à l'hôpital, rien d'anormal du côté du cœur.

23 octobre. — Le pouls est dicrote. L'auscultation du cœur révèle des battements précipités, avec un affaiblissement du premier bruit et un rythme de galop. L'extrémité des membres supérieurs est cyanosée. Dès l'apparition de ces symptômes d'affaiblissement du cœur on supprime les bains tièdes, et on prescrit 30 gouttes de teinture de digitale.

24 et 25 octobre. — Le rythme de galop persiste ; les battements du cœur sont toujours très faibles ; le premier temps est soufflant à la pointe, de plus ils sont irréguliers. Le pouls est à 110, dépressible, intermittent ; la température est de 39°,5. On prescrit un gramme de caféine en injections hypodermiques.

27 octobre. — La température a fait une chute brusque de deux degrés. On émet l'hypothèse d'une hémorrhagie intestinale, mais les selles examinées avec soin ne renferment pas de sang.

Le pouls est toujours irrégulier ; les battements du cœur sont un peu meilleurs.

28 octobre. — Le dicrotisme du pouls reparaît ; les battements du cœur se régularisent sensiblement.

30 octobre. — Le pouls est régulier, mais on note des intermittences. Le bruit de galop persiste.

31 octobre. — La température est à 37°,7. Le pouls à 90,

plus de dicrotisme. Les bruits du cœur sont normaux ; le rythme de galop a disparu, mais on constate toujours des intermittences. La digitale est suspendue ; la caféine est continuée à la dose de un gramme.

3 novembre. — Les intermittences ont disparu depuis la veille. Le pouls est plus fort et très régulier. 70 pulsations.

5 novembre. — Un léger dédoublement du deuxième temps qui n'existe plus le lendemain.

8 novembre. — Pouls et cœur normaux. La dose de caféine est abaissée à 0 gr. 50 centigrammes, puis supprimée quelques jours après.

Le malade sort de l'hôpital, complètement guéri, et ne présentant rien d'anormal du côté du cœur.

CONCLUSIONS

1° Les complications cardiaques de la fièvre typhoïde sont plus fréquentes qu'il n'est généralement admis. ces complications sont sous la dépendance tant du système nerveux que des myocardites et dues aux toxines typhiques. Elles demandent à être cherchées en dehors même de toute indication absolument comme dans le rhumatisme articulaire aigu. Les péricardites sont très peu fréquentes.

2° Ces complications surviennent à tous les âges, et le pronostic s'en trouvera assombri (mort subite surtout de 25 à 35 ans).

3° Elles viennent parfois ajouter leurs lésions aux lésions anciennes d'un cœur déjà frappé par une intoxication antérieure étrangère à la fièvre typhoïde.

4° Elles peuvent à elles seules être le début de séquelles cardiaques conduisant à la sclérose cardiaque ou à d'autres lésions des différentes parties du cœur.

Il y a donc lieu de continuer à surveiller le cœur longtemps après la fin de la maladie, et à rechercher la fièvre typhoïde dans les antécédents de tout cardiaque.

5° Les indications thérapeutiques qui découlent de ces conclusions sont les suivantes : pas d'hydrothérapie générale. Réfrigérations locales du cœur, toniques du cœur sous forme de digitale, spartéine, caféine. Dans quelques cas l'ergot de seigle et surtout l'ergotine pourront être utiles.

INDEX BIBLIOGRAPHIQUE

WINTERNITZ. — Traitement des affections cardiaques par les applications froides locales (*Blatter für Klin.*, octobre 1891).

GIACOMELLI. — Il miocardo nelle infezioni, intossicazioni, avvelenamenti. Ricerche anatomo pathologiche e sperimentali (*Policlini.*, *Roma*, 1901, VIII, M 145 155).

SILVESTRINI. — Il miocardo nelle infezioni, intossicazioni e avvelenamenti [Rivista critica] (*Riv. criti. di clin. med.*, *Firenze*, 1901, II, 225).

ABRAMS. — The treatment of the heart in typhoïd fever and other infectious deseases (*Med. News*, v, 1901, LXXVIII, 410-412).

TEIRLINCK. — L'arythmie de la convalescence dans la fièvre typhoïde (*Belgique méd.*; Gand, Haarlem, 1901, I, 327-329).

BROMBREG. — Bruit de galop droit permanent (*Th.*, Paris, 1891).

OLSCHEWSKA. — Myocardite typhoïdique chez l'enfant (*Th.*, Paris, 1893).

BACALOGLU. — Le cœur dans la fièvre typhoïde (*Th.*, Paris, 1900).

RENAUT. — Myocardites aiguës de la fièvre typhoïde. (Congrès de Lille, 1899.)

LANDOUZY et SIREDEY. — Contribution à l'histoire de l'artérite typhoïdique, de ses conséquences hâtives (mort subite) et tardives (myocardite scléreuse) sur le cœur : cardiopathies typhoïdiques. (*Revue de médec.*, *1885.*)

— Etudes sur les localisations angio-cardiaque, typhoïdiques, leurs conséquences immédiates, prochaines et éloignées. (*Revue de médec.*, *1887.*)

LANDOUZY. — Fièvre typhoïde ; de ses rapports avec l'appareil vasculaire et cardiaque. (*Gazette des hôpitaux*, *1886.*)

TRIPIER et DEVIC. — Séméiologie du cœur et des vaisseaux. (Traité de pathologie générale de Bouchard. T. IV, p. 57.)

HUCHARD. — Sur les signes d'affaiblissement du cœur dans les fièvres. (*Société méd. des hôpitaux. 6 juillet 1894.*)

— Complications cardiaques de la fièvre typhoïde. (*Journal des praticiens*, *1894.*)

— Sur les complications cardiaques de la fièvre typhoïde. *Société médic. des hôpitaux*, *27 juillet 1894.*)

GUIARD. — Contribution à l'étude de la myocardite typhique. (*Th.* Lyon, 1899.)

GALLIARD. — Déterminations cardiaques de la fièvre typhoïde. (*Arch. génér. de médec.*, *1891.*)

LION. — Endocardites infectieuses. (*Th.*, Paris, 1890.)

ROMBERG. — Ueber die Erkrankungen der Herzmuskels bei typhus abdominalis, Scharlach und Diphterie. (*Deutsch Archiv. fur Klinish. Med. 1981.* XLVIII.)

MORAT et DOYON. — Traité de Physiologie,

CHANTEMESSE. — Processus généraux des maladies (*Paris, Carré et Naud, 1900.*)

BEAUMÉ. — Contribution à l'étude des myocardites. (*Th.* Paris, 1892.)

J. SIMON. — De la fièvre typhoïde chez l'enfant. (*Progrès médical. N° 6 et suivants. 1881.*)

BERNHEIM. — Fièvre typhoïde à forme cardiaque. (*Congrès de la Rochelle pour l'avancement des sciences*, *1882.*)

HUCHARD. — *Gazette hebdomadaire. Juillet 1882.*

BLACHEZ. — Mort subite dans la fièvre typhoïde. (*Gazette hebdomadaire*, 1882.)

PARROT. — Leçons sur la fièvre typhoïde chez les enfants. (*Progrès médical, n° 24 et suivants, 1883.*)

DEMANGE. — Considérations sur la forme cardiaque de la fièvre typhoïde. (*Revue de médecine, 1885.*)

DEWEVRE. — Mort subite dans la fièvre typhoïde. (*Archiv. de médecine, octobre 1887.*)

WILLAUME. — Forme cardiaque de la fièvre typhoïde. (*Thèse* de Nancy, 1887.)

ANDREREY. — Fièvre typhoïde chez les cardiaques. (*Thèse de doctorat*. Paris, 1888.)

GILLET. — Embryocardie, ou rythme fœtal des bruits du cœur. *Th. de doctorat*. Paris, 1888.)

LACOMBE. — Localisations angio-cardiaques de la fièvre typhoïde. (*Th. de doctorat*. Paris 1889.)

PETER. — Myocardite dothiénentérique. (*Semaine médicale, 14 mars 1891.*)

GALLIARD. — Etude critique sur les déterminations cardiaques de la fièvre typhoïde. (*Arch. de médecine, 1891*).

CHAUFFARD. — Myocardite typhique. (*Semaine médicale, septembre 1891.*)

HUCHARD. — Traité clinique des maladies du cœur (*1892*)

BARTHEZ et RILLET. — Maladies de l'enfance.

CADET de GASSICOURT. — Traité des maladies de l'enfance.

TROUSSEAU. — Cliniques.

D'ESPINE et PICOT. — Traité des maladies de l'enfance.

BAGINSKI. — Maladies des enfants.

DIEULAFOY. — Mort subite dans la fièvre typhoïde. (*Thèse*, 1869.)

BLACHE. — Essai sur les maladies du cœur chez l'enfant. (*Thèse*, Paris, 1869.)

HAYEM. — Myosites symptomatiques. (*Arch. de physiologie*, 1869.)

— Myocardite typhoïde. (*Arch. de physiologie*, 1870.)

LAVERAN. — Dégénérescence dans les maladies aiguës. (*Arch. de physiologie*, 1871.)

LONGUET. — De la complication cardiaque de la fièvre typhoïde et de la mort subite consécutive. (*Thèse* de doctorat, Paris, 1873.)

HAYEM. — Complications cardiaques de la fièvre typhoïde. (*Gazette hebdomadaire*, 1874.)

— Leçons cliniques sur les manifestations cardiaques de la fièvre typhoïde. (*Progrès Médical*, 1875.)

DIEULAFOY. — Mort subite dans la fièvre typhoïde. (*Gazette hebdomadaire*, n° 20, 1877.)

TAMBAREAU. — Pathogénie de la mort subite dans la fièvre typhoïde. (*Th.* de doctorat, Paris, 1877.)

HUCHARD. — Pathologie de la mort subite dans la fièvre typhoïde. (*Union Médicale*, 1877.)

MARVAUD. — Mort subite dans la fièvre typhoïde. (*Arch. générales de médecine*, 1880.)

IMPRIMERIE P. DEVERDUN, BUZANÇAIS (INDRE).

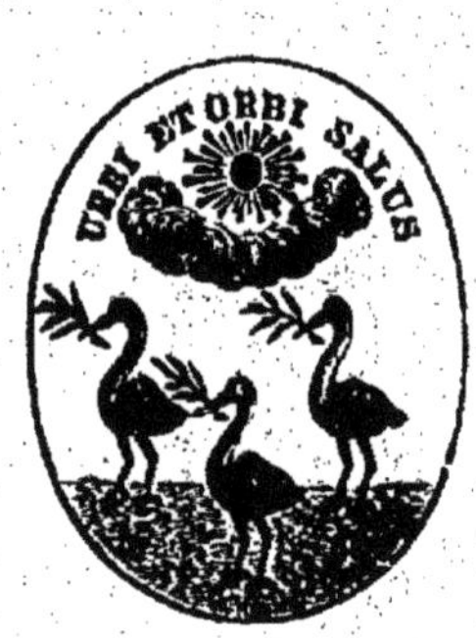

IMPRIMERIE F. DEVERDUN, BUZANÇAIS (INDRE).

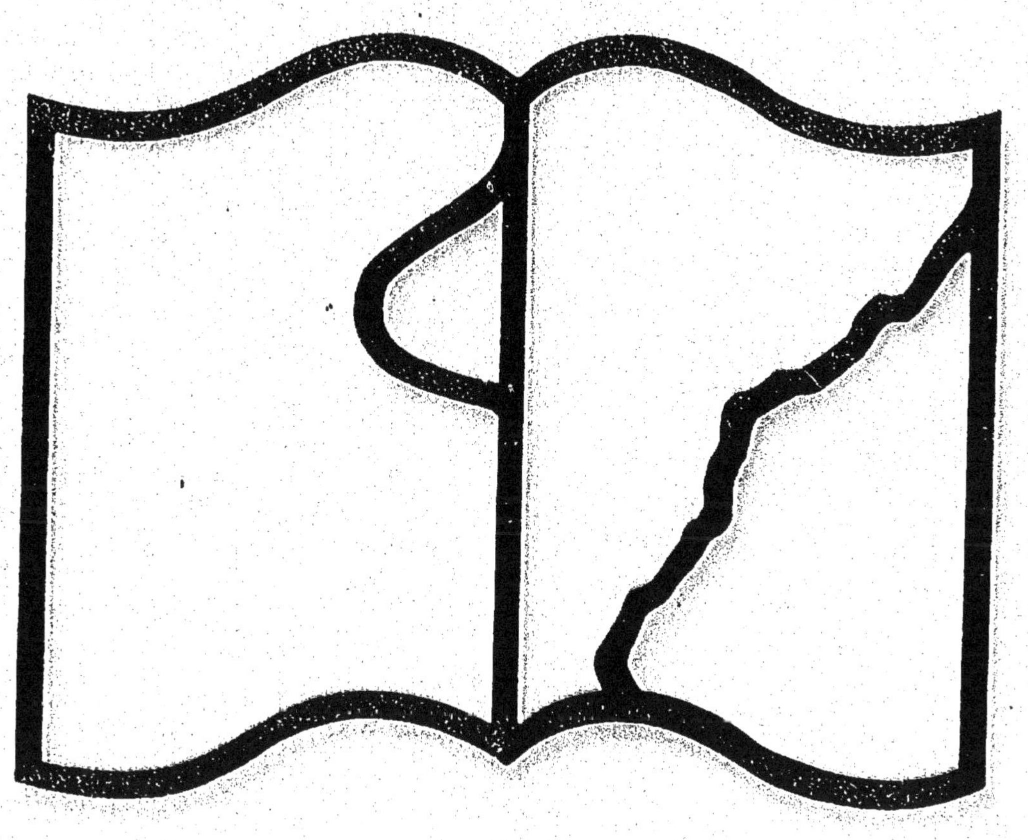

Texte détérioré — reliure défectueuse

NF Z 43-120-11

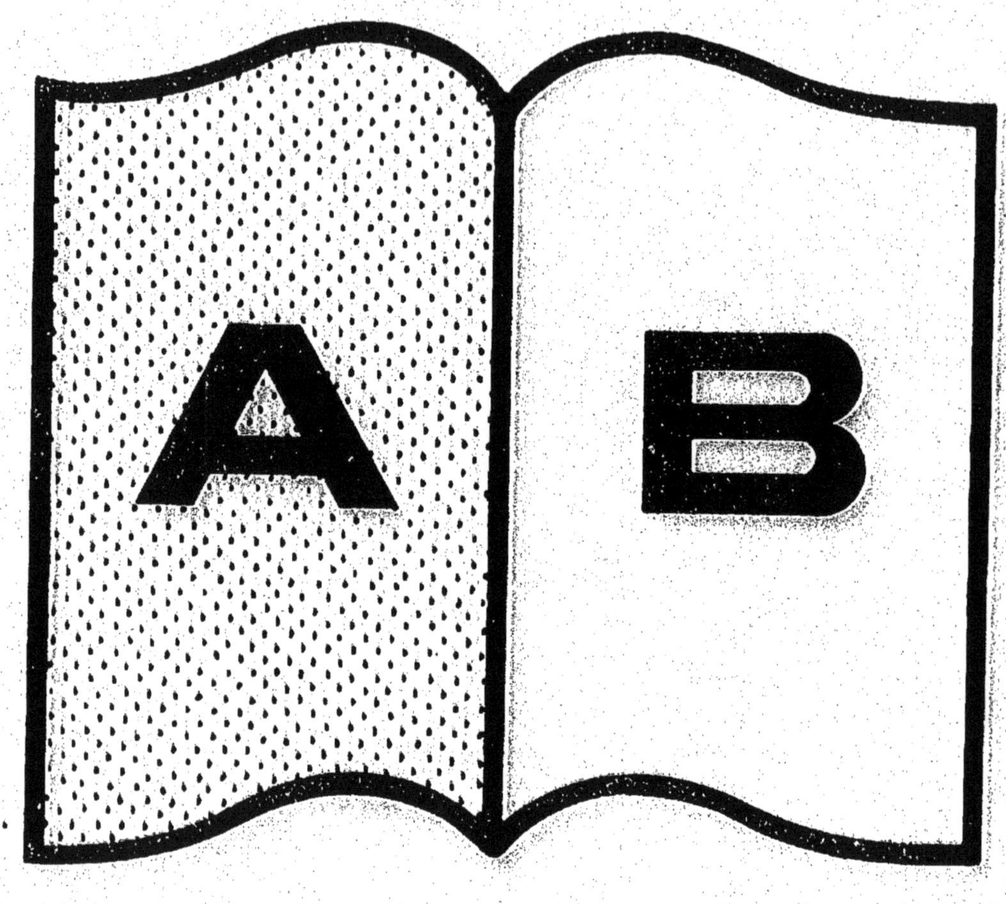

Contraste insuffisant

NF Z 43-120-14

www.ingramcontent.com/pod-product-compliance
Ingram Content Group UK Ltd.
Pitfield, Milton Keynes, MK11 3LW, UK
UKHW020418230726
13925UKWH00004B/1504